DES
ANTIPYRÉTIQUES
DANS LA FIÈVRE TYPHOÏDE

PAR

Antonio MATIENZO Y EDERRA

DOCTEUR EN MÉDECINE DE LA FACULTÉ DE PARIS

ANCIEN EXTERNE DES HOPITAUX

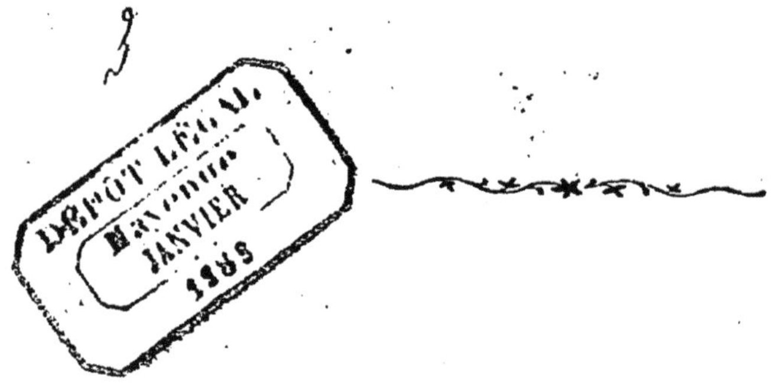

PARIS

ALPHONSE DERENNE

52, Boulevard Saint-Michel, 52

1883

DES
ANTIPYRÉTIQUES
DANS LA FIÈVRE TYPHOÏDE

PAR

Antonio MATIENZO Y EDERRA

DOCTEUR EN MÉDECINE DE LA FACULTÉ DE PARIS

ANCIEN EXTERNE DES HOPITAUX

PARIS

ALPHONSE DERENNE

52, Boulevard Saint-Michel, 52

1883

A LA MÉMOIRE DE MES PARENTS

A MES MAITRES DANS LES HOPITAUX

A M. CARLOS GRÉNAGA

DES ANTIPYRÉTIQUES

DANS LA FIÈVRE TYPHOÏDE

Avant de rentrer dans l'étude de notre sujet, nous croyons utile de faire quelques considérations générales sur la maladie qui nous occupe, non pas que nous voulions donner ici une description détaillée de l'affection, avec ses symptômes, son diagnostic et tout ce qui se rattache à son histoire : des maîtres éminents l'ont déjà fait, et notre but serait dépassé : il nous semble cependant nécessaire de décrire sommairement les principales formes que la maladie peut présenter, leurs pronostics respectifs, pour pouvoir ensuite, dans le courant de ce travail, apprécier la gravité de chaque cas et la valeur des différentes méthodes. Par ordre de gravité se range au premier rang la forme ataxique, caractérisée, comme on le sait, par des troubles nerveux plus ou moins intenses ; du côté de l'encéphale, on trouve la céphalalgie violente, les désordres intellectuels et le délire bruyant, des mouvements désordonnés des muscles de la face, du grincement des dents : avec ces troubles cérébraux apparaissent les mouvements convulsifs des membres et des secousses du corps tout entier.

La température est très élevée, et la fin funeste dans la majorité des cas.

Dans la fièvre typhoïde adynamique les symptômes sont tout autres, la prostration domine toute la scène, la stupeur profonde, le délire tranquille, la somnolence des sens, l'air abattu du malade, la tendance au sphacèle, la diarrhée abondante, caractérisent cette forme, extrêmement grave aussi, mais moins que la précédente.

Enfin il existe une troisième variété, dans laquelle on trouve les symptômes ordinaires de la dothiénenterie, sans exagération d'aucun d'eux, mais avec une élévation considérable de la température.

Nous ne parlerons que pour les énumérer, des formes dites spinales, cérébro-spinales, moins fréquentes que les précédentes et qu'on pourrait ranger à côté de la forme ataxique ; nous passerons également sous silence celles décrites par certains auteurs sous les noms de bilieuses, muqueuses et inflammatoires.

Nous passons immédiatement à l'étude des différentes méthodes antipyrétiques employées contre la fièvre typhoïde ; nous les avons classées suivant l'ordre chronologique de leur apparition, et nous avons divisé notre étude en quatre parties : la première comprendra l'exposé de la méthode des bains, son historique, les indications et contre-indications, le mode d'emploi et nous finirons par l'étude des résultats d'après les travaux les plus importants faits sur cette question.

La deuxième partie traitera du sulfate de quinine ; nous étudierons également son histoire et enfin les résultats fournis par les statistiques relevées sur l'action de ce médicament dans la fièvre continue.

La troisième partie sera réservée à l'étude de la digitale

au point de vue qui nous occupe ; nous suivrons dans l'exposé de cette partie le même ordre que dans les précédentes.

Nous finirons notre travail par l'acide salicylique comme antipyrétique, ne faisant que nommer pour mémoire la vératrine dont l'emploi est beaucoup moins généralisé que celui des substances précédentes.

CHAPITRE I

MÉTHODE RÉFRIGÉRENTE

L'emploi de l'eau froide remonte aux temps les plus reculés de la médecine. Hippocrate et Galien appliquaient cette médication dans les pyrexies et dans la fièvre typhoïde en particulier ; mais celui qui fit de ce traitement un véritable moyen thérapeutique fut l'Anglais Currie, en l'employant pour la première fois d'une manière régulière et méthodique.

En 1798 parut son livre, sur l'action de l'eau froide dans les fièvres ; il formula les principes suivants :

1° La soustraction de chaleur est efficace dans le traitement des fièvres contagieuses et épidémiques.

2° Les résultats sont d'autant plus heureux qu'on y a recours plus tôt.

3° Les avantages sont d'autant plus grands que la température est plus élevée.

En France, Récamier, Beau, Andrieux employèrent la méthode réfrigérente, et Jacquez, en 1847, s'en déclara fervent partisan en publiant une statistique de 143 typhiques traités par l'eau froide.

Enfin, en 1861, E. Brand fait paraître son livre (*Die Hydrothe-typhus-Stettin*) sur le traitement de la fièvre typhoïde par les bains froids, constituant ainsi une méthode thérapeutique de la plus grande valeur ; M. Glenard, son ennemi et son élève, publia dans le *Lyon médical* de 1873 l'analyse de ce travail.

Indications. — La principale indication est tirée du degré de la fièvre. Toutes les fois que la température dépassera 39° l'emploi du bain est indiqué. Brand n'attend pas que le thermomètre accuse tel degré, et il soumet tous les malades au même régime.

« Si la forme est légère, dit l'auteur, tant mieux, elle guérira plus vite, si elle est grave elle guérira sûrement aussi, pourvu qu'elle soit traitée dès le début. »

Contre-indications. — Pour Brand et son élève, il n'y a qu'une seule contre-indication, la perforation intestinale. Wunderlich n'est pas aussi exclusif, et admet comme contre-indications, les diarrhées prolongées, l'albuminurie, le collapsus, les affections organiques du cœur et les hémorrhagies intestinales.

Enfin les accidents thoraciques, bronchite, pneumonie ont été classés dans les contre-indications par Mayet et Weil, malgré les affirmations de Brand et de Jacquez à ce sujet. « Peu importe, dit Jacquez, que les malades toussent très souvent et beaucoup, qu'ils aient une grande oppression, que les organes respiratoires soient fréquemment engorgés ou enflammés ; non-seulement les applications froides ne sont pas nuisibles dans ces cas, mais encore elles hâtent la résolution de phlegmasies intérieures » ; pour les cas légers ou de moyenne intensité, en effet la guérison s'effectue rapidement, mais pour les complications thoraciques graves, il faut porter beaucoup de réserve sur cette influence heureuse, comme nous le verrons en analysant les résultats de MM. Mayet et Weil.

L'hémorrhagie intestinale admise par Wunderlich comme contre-indication, pourrait ne pas l'être, car s'il est vrai que la statistique de cet auteur prouve la fréquence de la complication par l'emploi des bains, on remarque aussi le peu de gravité qu'elle présente ; sur dix-huit cas d'hémorrhagie, il n'aurait eu que deux morts, soit 11 pour 100, et d'autres observateurs, Scholz, Michel, donnent une proportion de 30 pour 100.

Mode d'administration. — Le malade à traiter est plongé jusqu'au cou dans un bain à 20° centigrades, où il doit rester quinze minutes malgré les cris, l'agitation et l'anxiété extrême que le malade éprouvera ; pendant le séjour dans le bain, on pratiquera des affusions continuelles sur la tête, avec de l'eau à 8° ou 12°, surtout s'il existe des symptômes cérébraux.

Après le bain, on administrera des boissons glacées, des lavements froids ; les complications thoraciques seront combattues par l'application sur la poitrine de compresses froides, qu'on doit renouveler à tout instant, les laryngites, les angines et tous les autres accidents seront traités également par l'emploi local de l'eau froide.

Les bains sont administrés toutes les trois heures, et jusqu'au moment de la chute de la température à 38° au maximum : on suspendra alors le traitement pour le reprendre, s'il se produit une nouvelle ascension.

Théorie de la méthode. — Brand considère la fièvre typhoïde comme produite par une fermentation intérieure, et il dit que si l'on mélange à une température déterminée de 15 à 16°, une solution d'orge avec une quantité convenable de levure, on voit se développer avec des phénomènes tumultueux et une élévation de température atteignant 35°, une fermentation dont le produit, l'alcool, sera constitué au bout d'un intervalle de temps déterminé, ordinairement trois jours.

Maintient-on artificiellement au contraire ce mélange à la température de 16° ou au-dessous, en d'autres termes prévient-on par l'application extérieure du froid l'élévation de la température, on voit la fermentation s'arrêter ou prendre une marche défectueuse, et l'excrétion d'alcool est réduite à 0°. »

Résultats. — Jacques donne la statistique qui va suivre, sur le traitement de la fièvre typhoïde par l'eau froide ; depuis 1839 jusqu'à la fin de 1843, il a tenu compte de 492 tyhpiques. 143 ont été soumis au traitement réfrigérant, et les 349 restants ont subi différentes médications.

Sur ces 349 il est mort 91 personnes (plus du quart), parmi les 143 traités par le froid dans les mêmes localités et dans le même temps 9 ont succombé (1 mort sur 15 8/9) encore de ces 9 malades, n'y a-t-il que 2 sur lesquels la médication a été rigoureusement appliquée.

Dans ce total de 492 malades figurent tous les cas, légers et graves, mais si l'on retranche les cas légers ou ceux dans lesquels le traitement a été mal suivi ou commencé après le dixième jour de la maladie, il ne reste qu'une proportion de un mort sur 36 cas.

Depuis la fin de 1843 jusqu'au 1ᵉʳ septembre 1846, ce régime a été appliqué à 170 fièvres typhoïdes, dont 21 cas légers, 69 de gravité moyenne et 80 de gravité notable.

Sur ce nombre il en est mort 10 (1 sur 17), on arrive en les ajoutant au chiffre précédant, à 19 morts sur 313 malades (1 mort sur 16 9/10).

Statistique de Brand. — Sur 170 cas de fièvre typhoïde observés par l'auteur, depuis 1861 jusqu'à 1868, et traités par les bains, il a eu 170 guérisons.

, M. Glenard, son élève, pendant sa captivité à Stetten, de 1870 à 1871, a observé 89 guérisons sur 89 malades, traités dans le service de Brand.

Glenard publia dans le *Lyon médical* de 1874, 52 observations de fièvre typhoïde traitée par les bains; il exclut de ce nombre 5 cas dont le traitement n'avait pas été appliqué selon les préceptes du maître, il resterait donc 47 guérisons sur 47 cas.

Statistique Liebermeister. — L'auteur rapporte que dans l'épidémie de Bâle, du mois de septembre 1866 au mois de décembre 1867, il y a eu 330 malades; 285 fièvres typhoïdes graves, dans lesquelles la température dépassait 39°, ou se maintenait à ce chiffre au moins pendant trois jours, ont été soumis au traitement de Brand, il y avait eu 30 décès, soit 10 pour 100; dans les autres épidémies, de 1843 à 1866 la mortalité était de 30,4 comme maximum, et de 16,1, pour 100 comme minimum.

Statistique de Ziemssen. — Ce médecin a observé à Erlanger, du 1er mai 1863 au 1er octobre 1869, 190 typhiques; il a eu 25 insuccès, ce qui fait une mortalité de 12 pour 100.

Statistique Wunderlich. — Dans une période de 16 ans, de 1851 à 1867 à Leipzig, on a traité, par les autres médications 1178 fièvres continues, sur ce chiffre il y a 213 morts, ou 18,1 pour 100. De 1868 à 1872, il y a 251 cas traités par la méthode balnéaire, 18 décès ; comme proportion 7,2 pour 100.

Statistiques diverses. — Les Drs Rondet et Grabisski rapportent avoir observé, pendant une épidémie à Curis, commune de 400 habitants, 20 cas de fièvre typhoïde dans un espace de temps de 6 mois, et traités par deux méthodes différentes.

Ils divisent leurs malades en deux séries, la première, composée de 9 malades, est soignée avec le quinquina, le vin, le bouillon et une alimentation en rapport avec l'état de chacun ; ils ont 4 décès.

La deuxième série, de 11 typhiques, est traitée par la méthode de Brand, appliquée avec toute la rigueur possible ; ils ont 11 guérisons.

Ils ont observé parmi ces malades une pneumonie, survenue avant la défervescence, et qui guérit rapidement par l'usage des bains.

Ils ont constaté en outre, que les bains n'empêchent pas l'écoulement menstruel, la méthode ne serait donc pas contre-indiquée à cette époque.

Linarès, dans une thèse inaugurale, publie sept observations de fièvres continues graves, dans ces sept cas il mentionne un décès par mort subite, rentré dans le service à une période très-avancée de sa maladie, dans un état extrêmement grave, et sur lequel le traitement n'avait été appliqué que pendant un jour.

La première observation est une fièvre typhoïde très-grave à forme adynamique, les troisième, cinquième et sixième sont de formes thoraciques intenses, la deuxième c'est une ataxo-adynamique et la quatrième, fièvre continue sans symptômes prédominants.

Dans ce même travail se trouvent insérées trois autres observations de M. Féréol, prises sur trois soldats : une fièvre à forme adynamique grave, une autre de moyenne intensité et une troisième à forme abdominale, avec pneumonie du poumon droit, trois guérisons.

Le Dr Samuel, dans sa thèse, publie également plusieurs observations de dothiénentériques, traités et guéris par la méthode.

L'âge des malades observés varie entre 18 et 37 ans, la date de la maladie est de six à quinze jours, la température a été de 40°,5, pour les cas les plus graves et de 39°, pour les autres malades.

Dans ces dix observations se trouvent deux fièvres typhoïdes graves à forme ataxique, trois à forme adynamique, et les cinq autres, avec prédominance de signes abdominaux et thoraciques; la durée de la maladie a été comprise entre treize jours comme minimum et trente jours comme maximum.

Nous terminerons ce chapitre par l'analyse d'un travail sur cette question, de MM. Mayet et Weil d'après les observations prises à l'Hôtel-Dieu de Lyon et publiées dans la *Gazette hebdomadaire de médecine*, 1874.

Le nombre de malades sur lesquels ils ont expérimenté le traitement par les bains est de cinquante-huit, des femmes exclusivement. Parmi ce nombre six ne furent pas soumises au traitement, soit par l'irrégularité dans les symptômes, comme par le peu d'intensité de la maladie; il restera donc cinquante-deux, la plus grande partie des cas graves.

Ces malades ont été divisés en deux groupes, le premier comprendra les cas sans complications quoique graves; dans les 15 premières observations sont comprises les fièvres continues à forme adynamique; l'âge de ces malades était compris entre 17 et 25 ans, la maladie datait de 5 à 10 jours. La température est entre 40°,8 maximum et 38°,7 minimum. Dans tous ces malades on a noté, de la céphalalgie, de la somnolence et une prostration extrême.

Dans ces quinze cas se trouvent trois décès qui ne comptent pas dans la statistique. Sur deux de ces malades la méthode ne fut appliquée que deux jours et après un pronostic funeste; dans le troisième cas, elle n'a été employée qu'à une période très avancée de la maladie et dans de déplorables conditions, créées par les hémorrhagies intestinales, abondantes et continues.

Les six observations suivantes comprennent des cas à forme ataxique et montrent le vrai succès du traitement.

L'âge est de 17 à 26 ans, et malades de 4 à 8 jours, avec une température de 41° pour une de ce malades, et de 40°,4 comme minimum.

Toutes sont des cas ataxiques graves, avec du délire bruyant, de l'agitation extrême et des symptômes abdominaux accusés.

La défervescence s'est effectuée entre le cinquième et le treizième jour du traitement; le délire a cessé rapidement, la plupart après deux jours de l'emploi des bains, sans jamais dépasser le cinquième jour. Avec le délire disparaissent tous les autres troubles nerveux, l'amélioration continua jusqu'au moment de la guérison définitive.

Après les observations dont la maladie présente une forme bien déterminée, viennent celles dont la gravité est constituée par la grande élévation thermique.

Six malades présentaient ces conditions, avec une température entre 40°,6 et 40°. Sous l'influence du traitement, la défervescence s'effectua du quatrième au cinquième jour et la guérison fut des plus rapides.

Le deuxième groupe comprend les cas avec complications; ces observations montrent de la façon la plus évidente, l'inefficacité et même les inconvénients de la méthode de Brand, dans certaines de ces complications.

La première observation est d'une malade de 19 ans, qui présenta à son entrée les symptômes ordinaires d'une dothiénenterie; vers le onzième jour, on constata les signes d'une angine érythémateuse. On appliqua, selon les règles du maitre, des compresses froides autour du cou pour combattre la complication. Trois jours après la rougeur avait complètement disparu.

La deuxième observation est également celle d'une autre malade avec angine qui céda rapidement à l'emploi de l'eau froide appliquée autour du cou.

Le troisième cas est une angine avec laryngite intense, guérie également par le même procédé, la laryngite cependant persista longtemps après et ne céda définitivement qu'aux frictions à l'huile de croton.

On observa un quatrième malade, avec angine et laryngite, et dans lequel l'application locale de l'eau non-seulement fut de nul effet, mais nuisible ; on renonça à ce traitement et on employa les révulsifs.

Après ces complications du côté de la gorge, nous passons à d'autres beaucoup plus importantes et qui avaient pour certains expérimentateurs du traitement, de sérieuses contre-indications, les observations que MM. Mayet et Weil publient dans leur travail, sont en effet des plus probantes à cet égard ; vu l'importance de cette question nous exposons certaines d'entre elles, avec tous leurs détails, et qui ne laissent aucun doute sur les dangers de l'emploi des bains dans les complications thoraciques.

Ces observations sont divisées en trois séries :

1° Les auteurs rangent dans cette première série les malades ayant présenté des accidents pulmonaires améliorés malgré ou par la continuation de la méthode.

2° Malades dont la complication a été aggravée par les bains.

3° Malades chez lesquels la suspension du traitement a amené l'amélioration.

La première série comprend trois cas avec bronchite intense pour l'un d'entre eux et de moyenne intensité pour les autres : le traitement a été appliqué durant toute la maladie terminée par la guérison.

Dans la deuxième catégorie se trouvent des malades qui guérirent malgré l'effet nuisible du traitement, telle est l'observation d'une jeune fille, qui, deux jours après son entrée, expectorait des crachats jus de pruneau ; les signes stéthoscopiques ne se manifestèrent que bien plus tard, submatité et expectoration prolongée au sommet droit et en arrière. Deux jours après, respiration soufflante, de la matité et des râles sous-crépitants, les bains furent suspendus et la malade s'améliora progressivement.

Suivent deux observations, l'une d'un cas de tuberculose pulmonaire, généralisée à l'intestin et terminée rapidement par la mort. Les poumons présentaient à l'autopsie, des foyers nombreux de pneumonie caséeuse de différents volumes, et dans l'intestin des granulations tuberculeuses. L'autre observation est celle d'une pneumonie aggravée par les immersions : la malade meurt de perforation intestinale.

. Observation I

Cas de pneumonie aggravé par l'emploi des bains : mort (Mayet et Weil. *Gaz. heb.* 74).

Catherine C..., 19 ans, entre le 22 avril, au troisième jour. Symptômes de dothiénentérie régulière avec adynamie profonde. Épistaxis répétées. Langue sèche et diarrhée abondante, somnolence sans délire.

Le lendemain de son entrée, la température du soir est de 40°,6, et le pouls est à 120.

Le 23 mai. — Rien à l'auscultation. La malade est mise au bain.

Le 27. — Éruption rosée abondante sur le ventre et la poitrine. On commence à constater une toux assez fréquente.

Le 28. — Crachats sanglants, quoique l'auscultation n'indique que des râles sibilants.

Le 29 et le 30. — Onzième jour de la maladie, l'état général s'améliore. La température toujours très élevée et supérieure à 40°, le soir jusqu'à ce moment, s'abaisse un peu. Il y a moins d'abattement.

Le 3 mai. — Pour la première fois, aux signes de bronchite constatés seuls jusqu'alors se joignent des symptômes de pneumonie bien caractérisée. Les crachats sont teintés de sang. Souffle tubaire dans les deux tiers de la hauteur du poumon droit.

La température s'est de nouveau élevée et ne s'abaisse plus au-dessous de 40°.

Les bains sont suspendus pendant vingt-quatre heures. Le lendemain, selon Brand qui affirme la résolution par l'emploi local de l'eau froide, on enveloppe la poitrine avec des compresses mouillées et on renouvelle les bains.

Le 7 mai. — L'expectoration est devenue de plus en plus abondante, grisâtre et purulente. Toute la moitié inférieure du poumon droit est mate à la percussion et on entend des râles qui simulent le gargouillement et font croire à la suppuration du poumon. L'affaissement de la malade est considérable. La température est à 39°,6. Les bains sont de nouveau suspendus. Le soir elle tombe dans un coma profond avec râles trachéaux et meurt par asphyxie produite par l'engorgement des bronches.

L'autopsie montre, contre toute attente, les lésions qui caractérisent la splénisation avec imperméabilité complète à l'air de toute la hauteur du poumon droit en arrière et de la partie inférieure du gauche, et non une hépatisation grise.

Les plaques de Peyer sont représentées par des cicatrices ardoisées saillantes ou des ulcérations en voie de réparation.

Cette observation est une des plus probantes de la série, les complications thoraciques étaient nulles ou à peine appréciables au moment de la rentrée à l'hôpital, peu à peu ces symptômes se sont accusés, et déterminent enfin la mort.

Comme contre épreuve, M. Mayet donne quelques observations des malade avec complications pulmonaires améliorés par la suspension du traitement.

OBSERVATION II

Mélanie S..., 18 ans, entre le 21 avril, au septième jour d'une dothiénentérie à forme ataxo-adynamique, avec 40°,6 le soir.

Le traitement commence le lendemain de son entrée. Le 24 avril délire violent.

Le 28. — La température commence à baisser un peu, mais le soir s'élève de nouveau à 40°,4. La toux augmente d'intensité et à l'auscultation on trouve des râles sous-crépitants disséminés dans toute l'étendue des deux poumons.

Le 29. — L'abattement augmente.

Le 3 mai. — Toux très fréquente, dyspnée intense et inquiétante. Pendant les bains la poitrine est pleine de râles sous-crépitants. On suspend les bains le 4 au matin et on donne comme traitement, 40 grammes de rhum par jour.

Le 5. — Matité, au niveau de l'épine de l'omoplate droite, souffle à ce niveau, râles sous-crépitants moins nombreux, respiration plus facile. La température est remontée à 40°. Crachats brunâtres et visqueux.

Le 6. — Amélioration de l'état général, et le souffle a disparu, diminution de la toux et de la dyspnée, encore des râles sous-crépitants, mais moins nombreux.

Le 24. — Elle entre en convalescence.

On voit la suspension des bains être suivie d'un changement rapide dans la marche de la complication, qui finit par disparaître complètement.

Après ce groupe des faits, viennent trois observations de péritonite par perforation et propagation ; le premier cas montre que le traitement par les bains n'enraye pas la marche des lésions intestinales. La troisième observation est celle d'une péritonite guérie par l'application permanente de la glace sur le ventre.

En somme, sur cinquante-cinq cas extrêmement graves il y a eu six morts : MM. Mayet et Weil terminent leur travail en formulant des conclusions dont les deux principales sont les suivantes : 1° Le traitement de la fièvre typhoïde par la méthode de Brand est d'une efficacité non douteuse, sauf dans quelques cas où il est formellement contre indiqué par des symptômes non équivoques.

Chez la plupart des malades, il abaisse la température, et ce phénomène persiste pendant deux ou trois heures après chaque bain, diminue d'autant les combustions interstitielles, abrège la durée de la période hyperpyrétique de la maladie, et comme conséquence de ces effets physiologiques, atténue ou supprime les accidents ataxiques ou adynamiques, n'empêchant pas le processus de suivre sa marche, mais en la régularisant ; 2° les cas légers où la température n'atteint pas 40° le soir, où les fonctions cérébrales sont intactes, l'abattement nul, et où ces accidents ne sont pas produits à la fin du premier septenaire n'exigent pas son emploi ; le traitement de Brand n'est pas absolument sans danger chez tous les malades sans exception.

Nous venons de voir en effet que la méthode a de sérieuses contre-indications, malgré les affirmations de Brand et de son élève.

CHAPITRE II

En 1840, un médecin de Mirande, Broca, adresse à l'Académie un mémoire sur les effets du sulfate de quinine dans la fièvre typhoïde ; dans ce travail se trouvaient plusieurs observations des typhiques traités par l'auteur et guéris par la quinine.

Louis, rapporteur, fait remarquer que les cas sur lesquels s'appuie M. Broqua, pour conclure aux heureux résultats de la méthode, ne sont pas de la même gravité, ni assez bien déterminés pour arriver à des conclusions aussi favorables.

En 1841, Rilliet et Barthez publient six observations d'enfants atteints de fièvre continue et traités par la quinine.

Blache et Briquet publient également les résultats obtenus, en 1842, sur 41 malades de l'hôpital Cochin.

Dans la même année, Saint-Laurent et Pereira font connaître leurs expériences cliniques sur la nouvelle médication.

En 1846, Champeaux et Boucher font de cette question le sujet de leur thèse inaugurale.

Indications et contre-indications. — Pour certains des médecins qui ont expérimenté ce médicament, il ne serait réellement indiqué que dans ces cas où la fièvre présente dans sa marche des rémissions bien déterminées.

Mazade, en publiant le résultat du traitement dans 26 cas de fièvre typhoïde, arrive aux conclusions suivantes :

1° Cette médication est efficace, dans les cas où la fièvre présente une forme rémittente.

2° Elle est aussi justifiée le plus souvent par le succès lorsque des exacerbations plus ou moins régulières, mais rapprochées de leur retour, se déclarent dans le cours de la maladie.

Ce sont pour l'auteur les seules indications.

3° Elle est rarement utile, et le plus souvent nuisible dans la fièvre typhoïde continue.

Résultats. — Pereira, dans sa thèse, publie 12 observations des cas graves, traités par la quinine, dont un malade, mort le quatrième jour de son entrée, et sur lequel le traitement n'avait pas été employé assez longtemps ; il cite également un deuxième malade qui succomba au troisième jour de son entrée à l'hôpital.

Les autres dix typhiques sont des cas graves, la plupart à forme ataxique. Chez certains de ces malades, outre le bourdonnement d'oreilles et la surdité produite par l'action du médicament, on remarqua des convulsions et des accès épileptiformes. La dose employée était de 4 grammes par jour, administrés en potion ; malgré cette énorme quantité de quinine, on n'a signalé aucun trouble digestif ; les deux malades qui succombèrent avaient pris, le premier 14 grammes divisés en 4 fois, et le second 12 grammes. A l'autopsie la muqueuse de l'estomac fut examinée avec soin, et ne présentait aucune lésion.

Comme inconvénients, Pereira signale les convulsions

produites par le médicament, accident rare, mais de très grande gravité.

Saint-Laurent ne se montre pas aussi partisan de la méthode; dans son mémoire publié en 1842, se trouvent 13 observations de malades traités par le sulfate de quinine et dont nous allons donner un court aperçu, en consignant seulement les principaux effets du médicament et le résultat définitif.

Sur 13 malades, 2 se trouvaient, au moment de la publication du travail, sous l'influence du traitement; il ne seront pas dans l'analyse que nous exposons.

L'auteur divise ses observations en trois catégories. La première comprend les cas légers, la deuxième renferme les fièvres typhoïdes, adynamiques de moyenne gravité, et la troisième les cas très graves.

Dans la première se trouve une seule observation, fièvre très légère, et qui n'a pas grande importance; nous passons donc à l'étude de la seconde classe, les fièvres adynamiques.

OBSERVATION III

28 ans, sorti guéri après trente-trois jours.

Le pouls, le jour de son entrée, est à 92, il tombe le lendemain de l'administration du médicament à 84. Il a été administré 10 centigrammes par heure.

Pendant le reste de la maladie il a varié entre 84 et 78. La langue, blanche, glutineuse, est devenue très rouge pendant les premiers jours du traitement, puis elle est restée rose et humide. Vomissements après l'administration du sulfate de quinine, qui ont duré quatre jours. Diarrhée abondante les quatre derniers jours. Étourdissements continuels ; surdité très forte, jusqu'au douzième jour du traitement. Anorexie. Il a été donné deux grammes, quarante centig. pendant les cinq premiers jours, et trois grammes par 24 heures pendant le reste du temps.

Ainsi, on a remarqué dans ce cas, l'abaissement du pouls, les vomissements, anorexie prononcée, de la surdité et des vertiges.

OBSERVATION IV

18 ans, sorti guéri au bout de 26 jours. Il a présenté sous l'influence du médicament (10 centigr. toutes les heures, pendant 7 jours), l'abaissement du pouls, sécheresse de la langue, symptômes cérébraux intenses.

OBSERVATION V

21 ans, entre le 26 mai 1842, sort guéri le 1er juillet 1842.
Cinquième jour de maladie, céphalalgie, bourdonnement d'oreilles ; prostration, qui s'accentue dans le cours de la maladie. 95 pulsations.

Dans cette observation, le pouls n'a cédé au sulfate de quinine qu'après un nombre assez considérable de jours. La langue qui était devenue rouge après les premiers jour. du traitement est restée telle jusqu'à la convalescence.

Observation VI

20 ans, sort convalescent après dix-huit jours.

Le pouls descend de 96 à 76 après deux jours de traitement. Vomissements rares et surdité considérable qui n'a cessé qu'avec la suppression du médicament. On administre 2 grammes dans les cinq premiers jours.

Observation VII

38 ans, entré le 23 mai 1842 et meurt le 29 juillet. Malade depuis quatre à cinq jours ; signes ordinaires d'une dothiénentérie, prostration et hébétude peu intenses. Les vomissements qui se déclarent après l'administration de la quinine, obligent à cesser son emploi ; céphalalgie et surdité intense persistant longtemps après avoir suspendu le sulfate de quinine. L'autopsie ne montra rien à remarquer en dehors des lésions habituelles.

Observation VIII

18 ans, sort guéri après deux mois de séjour. Comme phénomènes saillants dus à l'action du médicament : abaissement du pouls, mais fort peu marqué ; vomissements presque continuels, jusqu'à la cessation du traitement ; surdité légère au début et qui augmenta et dura jusqu'au moment de la suppression de la quinine.

La dose a été pendant les dix premiers jours de 1 gramme 20 centigr. dans les 24 heures. Pendant huit jours à cause des vomissements, on administra deux demi-lavements avec 2 grammes de quinine.

Les trois observations qui vont suivre, sont celles de la

troisième catégorie : fièvres typhoïdes très graves à forme ataxo-adynamique.

OBSERVATION IX

20 ans, sort guéri après soixante-sept jours. Pouls descendu de 100 à 88 pulsations après le cinquième jour du traitement. Pas de vomissements, hémorrhagies intestinales inquiétantes pendant trois jours, à partir du huitième du traitement. Surdité légère.

On administra 2 gr. 40 centig. pendant les quatre premiers jours, 1 gr. 20 pendant huit jours. Suspension du traitement à cause des hémorrhagies intestinales.

OBSERVATION X

Femme de 25 ans, meurt au bout de quatorze jours. Symptômes graves. Rien d'important à signaler « si ce n'est, dit S. Laurent, l'impuissance du sulfate de quinine en présence d'une maladie grave arrivée à une période avancée. »

OBSERVATION XI

21 ans, mort au bout de huit jours. Abaissement du pouls, pas de vomissements ni diarrhée. Le malade, sans connaissance, n'a pu accuser d'autres symptômes.

Doses : 3 grammes le premier jour, 4 les trois jours suivants, 6 les deux derniers.

Chez la plupart de ces malades, les effets physiologiques

du sulfate de quinine se sont montrés à divers degrés
d'intensité ; abaissement du pouls ; bordonnements et surdité ; vomissements, ces deux derniers, on l'a vu, ont été
fréquents et persistants. La guérison s'est effectuée chez
tous les malades de moyenne gravité, excepté cependant
chez le sujet de la septième observation et dont le médicament, d'après l'auteur, n'avait pas été sans influence sur
le résultat.

Dans les trois malades de la troisième série, un seul a
guéri, après avoir eu une hémorrhagie intestinale grave.

Blaché et Briquet expérimentent également le sulfate de
quinine, leurs résultats portent sur 41 cas observés à
l'hôpital Cochin en 1842. Ils divisent les malades en trois
classes selon la gravité de l'affection.

Ils ont observé parmi ce nombre quatre cas de fièvre
légère, mais qui présentaient cependant de la stupeur, prostration et céphalalgie ; le médicament fut administré à la
dose de 2 grammes par jour durant tout le temps de la
maladie. Ils présentaient outre les symptômes signalés, les
signes abdominaux ordinaires. La maladie datait de deux
ou trois jours.

Dès le lendemain du traitement, on remarquait une diminution appréciable dans les phénomènes cérébraux ; il y
eut également suppression de la diarrhée. Le médicament
fut administré deux ou trois jours en moyenne, et les malades sortent guéris du cinquième au dixième jour de leur
entrée. Vingt et un malades sont considérés de gravité
moyenne, 19 hommes et 2 femmes, l'âge est compris
entre 19 et 24 ans, et ils sont malades de deux à huit
jours. On avait observé chez tous des troubles cérébraux,

stupeur, céphalalgie et prostration, le pouls de 85 à 120 pulsations, du côté du ventre, gargouillement et taches lenticulaires. Il est à remarquer que chez 17 de ces malades, on avait fait, avant de les soumettre au sulfate de quinine, de la médication antiphlogistique, saignées, sangsues et diète, traitement qui n'avait produit aucun effet satisfaisant. On administra alors la quinine à la dose de 3 à 6 grammes par 24 heures et on continua de même pendant six jours sans interruption. Le pouls de 26 en moyenne qu'il était, descendit à 76, le degré de ralentissement était en rapport avec la fréquence antérieure ; la diarrhée diminua graduellement, la peau perdit son âcreté, et la chaleur s'abaissa ; les troubles cérébraux furent beaucoup plus longs à disparaître. Chez 16 malades le délire, la prostration et la céphalalgie ont notablement diminué après deux à quatre jours de l'emploi de la quinine, chez quelques uns, seulement au bout de huit jours ces signes ont disparu. Les symptômes abdominaux n'ont pas été très influencés par le médicament, en effet la diarrhée n'a cessé que vers le cinquième jour chez six malades, chez les autres elle persista jusqu'au dixième jour du traitement. La convalescence s'est déclarée du douzième au quinzième jour, pour certains de ces malades, et au trentrième chez les autres.

D'après Blache et Briquet, malgré les hautes doses du médicament qui ont été administrées, et malgré son emploi prolongé, ils n'auraient pas observé d'accidents bien marqués d'irritation des voies digestives; résultats opposés à ceux de Saint-Laurent, comme nous l'avons vu, en étudiant son travail, et cependant les doses sont beaucoup plus élevées, chez les malades de MM. Blache et Briquet.

Les cas graves sont au nombre de 10, de 12 à 25 ans, et malades de quatre à huit jours. A leur entrée, vu la gravité de la maladie, le pronostic fut réservé. Deux avaient du délire bruyant et des mouvements convulsifs, un troisième était en proie également à des phénomènes ataxiques. Comme complications thoraciques, un des malades avait une pneumonie, chez la plupart, diarrhée très intense et symptômes abdominaux accusés.

Le traitement fut institué à la dose de 3 grammes par jour et durant six à huit jours, au 3ᵉ du traitement on remarqua l'abaissement du pouls, et la diminution de la chaleur de la peau. Les troubles cérébraux ont cessé le deuxième jour chez deux de ces malades, et du troisième au septième chez les autres.

Le délire et les mouvements convulsifs ont cessé après deux ou trois doses du médicament. La maladie a duré en moyenne vingt-deux jours, pour cette série des cas graves.

Parmi les 43 malades traités par la quinine, nous venons de voir les guérisons; il resterait 8 cas sur 43, qui auraient succombé. Worms, médecin du Gros-Caillou, employa sur un grand nombre de malades atteints de fièvre typhoïde, le sulfate de quinine; il l'administrait après avoir fait subir au malade une sorte de préparation antérieure : on donna plus tard à ce procédé le nom de son auteur. Guipon, son élève, fit de cette méthode le sujet de sa thèse inaugurale.

Quand la maladie était encore au début, et que les symptômes étaient ceux d'une dothiénentérie modérée, et après avoir fait évacuer l'intestin, Worms débutait dans le traitement, par l'administration de 0,10 centigrammes de tartrestibié, quelques heures après le vomitif, il commençait l'emploi du sulfate de quinine, à la dose de 0,60 à 0,80 centigr., et dans une potion, comme boisson ordinaire, de l'infusion de tilleul.

Si le cas était plus grave, délire, diarrhée, pouls rapide etc.. il administrait 2 potions à la quinine de 0,60 centigrammes chacune, et dans un intervalle de six heures ; il faisait prendre également deux autres potions avec 4 grammes de nitrate de potasse camphrée à 0,05 centigr. qu'on devait prendre par cuillerées dans les vingt-quatre heures ; le lendemain selon l'état saburral de la langue il prescrivait un vomitif, suivi de la dose habituelle de quinine.

Enfin dans les cas avancés, et avec des complications thoraciques, il administrait le sulfate de quinine à des doses moins élevées et fractionnées ; il traitait la complication bronchique avec l'oxyde blanc d'antimoine, en deux potions de quatre grammes chacune ; si le malade est dans une grande stupeur, avec engorgement pulmonaire, hémorrhagies sous-cutanées, gangrène, il prescrivait la limonade sulfurique, du vin, et des lotions avec du vinaigre.

A l'aide de cette méthode, dit l'auteur, il enrayait et terminait la maladie dans un espace de temps de cinq à huit jours, et quinze fois sur vingt.

Résultats on ne peut plus favorables, mais que, malheureusement, la clinique est loin de confirmer.

La statistique de l'auteur est de cent trente-cinq malades observés depuis 1852, et dans l'espace de quatre ans, sur ce nombre il aurait eu cent vingt-neuf guérisons : six insuccès sur cent trente-cinq cas.

En 1864, M. le docteur Mazade (d'Anduze), public dans les Bulletins de thérapeutique, un travail sur le traitement de la fièvre continue par la quinine. Dans ce mémoire sont consignés les résultats obtenus sur vingt-six cas à forme plus ou moins rémittente. C'est seulement dans ces cas que ce médicament est réellement indiqué, il aurait également employé la même médication chez vingt et un autres malades, atteints de fièvre typhoïde à marche continue, sans avoir obtenu des résultats aussi favorables.

Chez dix-huit de ces malades les premières doses provoquèrent de l'aggravation : le médicament fut suspendu.

Dans les trois autres cas, le résultat fut des plus heureux. M. Mazade fait remarquer que chez ces trois malades, les symptômes adynamiques dominaient, prostration extrême, hébétude, diarrhée fétide, eschares et absence complète des mouvements énergiques.

Sur les vingt-six malades que l'auteur rapporte, huit présentaient des rémittences régulières, avec sueurs après le frisson et dans l'intervalle un ralentissement dans l'intensité des symptômes.

Les autres malades offraient des exacerbations plus ou moins régulières, rarement on remarqua des frissons et de la sueur.

Le médicament fut administré à la dose d'un gramme, en potion et à doses fractionnées ; il fut donné pendant tout le temps de la durée des phénomènes morbides : quatre fois le médicament se montra nuisible ; dans ces cas il y avait des exacerbations irrégulières. Dans les autres cas il n'y eut aucun accident assez grave pour suspendre le traitement.

Observation I

Rémissions observées dès le treizième jour de l'invasion de la maladie. Emploi du sulfate de quinine pendant sept jours. Guérison le vingt-septième jour.

G. 19 ans, hébétude, céphalalgie, épistaxis, délire. Le dixième et le onzième jour la maladie s'aggrave; le douzième, stupeur, assoupissement; soubresauts dans les tendons; dureté de l'ouïe; pouls fréquent (110 pulsations); diarrhée, selles involontaires; langue fuligineuse ainsi que les lèvres et les gencives; taches lenticulaires. Sans que cet état grave perdît de son intensité, le treizième et le quatorzième jour, dans la matinée et pendant près de cinq heures la physionomie devint moins hébétée, les idées devinrent lucides. Avant l'apparition de ces améliorations inattendues la peau se recouvrit de sueur, et un refroidissement notable des extrémités annonça la cessation.

Le quinzième jour mêmes symptômes; amendement pareil aux précédents, passager et survenant aux mêmes heures, précédé de sueurs et terminé par un frisson (1 gramme de quinine).

Le seizième jour même état, même amélioration (1 gramme). Dès le lendemain, dix-septième jour, les symptômes nerveux diminuèrent d'intensité, le pouls perdit de sa fréquence; plus d'alternatives de rémissions et paroxysmes.

Le septième jour de son emploi, le sulfate de quinine fut discontinué; la bouche s'était humectée; le météorisme et la diarrhée avaient cessé; l'intelligence était rétablie. Cette amélioration fit des progrès rapides; bientôt la convalescence se déclara d'une manière définitive.

Les 7 autres cas sont des observations analogues à la

précédente, on voit comme dans celle-ci les rémissions et exacerbations céder rapidement sous l'influence du médicament ; vu l'étendue de ce travail nous ne faisons que les signaler, il en sera de même des nombreux travaux qui ont paru depuis, sur les effets de la quinine dans la dothiénentérie, les uns favorables, les autres plus ou moins contraires à ce médicament, l'espace nous manquerait pour pouvoir les analyser.

CHAPITRE III

L'emploi de la digitale dans les fièvres date de 1811, c'est Rasori qui à cette époque publia plusieurs observations de pneumonie guéries par ce médicament.

Mais, ce n'est qu'en 1850, que son action antipyrétique fut bien étudiée, par Schœnlein d'abord, et par Traube, son élève, ensuite ; ce dernier publia ses résultats dans un mémoire, sur les effets de la digitale dans les fièvres, inséré dans les *Annales de la Charité*, de Berlin.

Bouillaud, à cette même époque, constate le ralentissement du pouls produit par ce médicament dans les fièvres ; il expérimente dans les fièvres intermittentes, mais il nie son action antipyrétique dans les fièvres continues.

Deux années plus tard Kulp, élève de Traube, publie une thèse sur les effets de la digitale dans les maladies aiguës, et Hervé étudie également son action sur les maladies chroniques fébriles, et fait de ce médicament un antiphlogistique. Wunderlich publie dans les Archives der Heilkunde un travail sur le traitement de la dothiénentérie par la digitale.

En 1862, Hirtz, professeur à Strasbourg, expérimente le nouvel antipyrétique, et publie ses résultats dans les Bulletins de thérapeutique.

Coblenz, dans la même année et Lœdierich en 1865, élèves de Hirtz, font de cette question le sujet de leur thèse inaugurale.

Legroux, Lelion, quelque temps après, étudient les effets physiologiques de ce médicament.

Indications et contre-indications. — Wunderlich et les différents expérimentateurs que nous venons de citer, considèrent la digitale comme indiquée dans les cas où la température atteint 40°, et au-dessus le soir, sans rémission matinale importante, dans les cas également où le pouls est en rapport avec l'élévation thermique, et marque de 110 à 120 pulsations à la minute. Elle serait employée de préférence, d'après Hankel, qui analyse les malades de Wunderlich, dans le deuxième septenaire.

Elle est indiquée, quand il existe du délire bruyant coïncidant avec l'état fébrile que nous venons de voir. Les hémorrhagies ne constitueraient pas une contre-indication.

Dans la forme adynamique, étant donné le collapsus que le médicament produit, bien différent il est vrai du collapsus de la maladie, et moins grave que celui-ci, son emploi néanmoins doit être rejeté.

On a rangé dans les contre-indications le catarrhe de l'estomac qui s'aggraverait par l'usage de la digitale.

Dans l'analyse que Hankel a fait sur les 80 cas de la statistique de Wunderlich, il a observé la durée de la maladie augmentée, aussi il conseille de réserver la digitale pour les cas dans lesquels la fièvre, la fréquence du pouls et les troubles cérébraux deviennent alarmants par leur intensité.

Mode d'emploi et doses. — Traube donnait la préférence à l'infusion d'herbe digitale, et l'administrait à la dose de 2 à 4 grammes dans 180, ou la moitié d'eau, qu'on devait prendre par cuillerées.

Hirtz et ses élèves la donnaient également en infusion, mais à une dose bien moins élevée, 0,75 à 1 gramme au plus dans 100 grammes d'eau édulcorée avec 20 ou 30 grammes de sirop.

Le médicament était suspendu aussitôt qu'apparaissent les effets de la digitale, soit les vomissements, soit un ralentissement trop considérable du pouls. « La digitale, par suite de l'irritation produite sur le système nerveux régulateur du cœur, diminue la chaleur animale en même temps que la rapidité du courant sanguin », dit Traube.

La production du calorique est, en effet, le résultat d'une combustion animée par l'oxygène, que des poumons le sang transporte dans tous les tissus, plus il y aura de combustible, plus la combustion sera vive. La digitale diminuant la vitesse du courant sanguin, elle diminuera l'apport de l'oxygène et par conséquent la production de chaleur.

« La digitale, par son action irritante sur le système nerveux régulateur du cœur, limite les productions des exsudations inflammatoires. » La quantité d'exsudation en un temps donné dépend, en effet, de la plus ou moins grande pression que le sang exerce sur les vaisseaux ; en diminuant cette pression on doit diminuer également l'exsudation.

Quels sont les effets cliniques sur la température ? La descente thermique se fait d'une manière caractéristique, le premier phénomène est un abaissement peu important, quelques dixièmes de degré, ce que Wunderlich avait appelé chute préparatoire ; après cette légère diminution, le thermomètre revient au degré antérieur, mais cependant sans l'atteindre tout à fait ; c'est alors que la température s'abaisse et que l'effet est obtenu.

Le pouls ne tombe pas simultanément, il suit la chute de la chaleur, après quelques heures d'intervalle.

Sur les voies digestives, il peut se produire dans certains cas des nausées et même des vomissements persistants, qui obligent à supprimer la médication ; les observations que nous publions d'après Lœdierich le montrent surabondament.

L'action sur les troubles nerveux est des plus remarquables chez les typhiques, la céphalalgie disparaît, les mouvements convulsifs des membres et des tendons cessent rapidement ; le délire suit la chute de la fièvre, quelle que soit l'intensité.

Résultats. — Paulier, dans sa thèse publie les effets qu'il a obtenus sur plusieurs typhiques traités par la digitale.

Obs. I. — G..., 16 ans, céphalalgie, bourdonnement d'oreilles et délire pendant la nuit ; pouls à 120, et autres signes habituels abdominaux de la dothiénentérie, le lendemain état très-grave : pouls 160 ; somnolence ; soubresauts des tendons.

Le quatrième jour, potion avec deux grammes de teinture de digitale. Le lendemain le pouls tombe à 120, l'agitation diminue. On administre pendant quatre jours la même dose de teinture et pendant six jours, un gramme dans les vingt-quatre heures. Guérison.

Obs. II. — B..., 18 ans, fièvre typhoïde de moyenne intensité. Digitale un gramme par jour. Durée du traitement : six jours, de la maladie quinze jours. Guérison.

Obs. III. — N..., 6 ans, fièvre continue grave, pouls 160, température 40°,2. Traitement : sirop digitale trente grammes avec 0,50 centig. de teinture. Le lendemain le pouls est à 100 et la température à 40°. Le troisième jour le pouls est à 90, température axillaire 37°. On suspend le médicament pendant deux jours. Le sixième jour une cuillerée à bouche du sirop de digitale matin et soir. Douzième jour, guérison.

Obs. IV. — M..., 28 ans, céphalalgie, délire, fièvre typhoïde grave. 25 avril pouls 130. Digitale pendant huit jours. Le 11 mai, guérison.

Obs. V. — L..., 20 ans, fièvre grave, pouls 120, température 41°. Chute de la température le lendemain de l'administration du médicament. Trentième jour, guérison.

Obs. VI. — P... Juliette, 15 ans, fièvre typhoïde de moyenne intensité. Guérison.

Obs. VII. — C..., 11 ans, fièvre grave, rechute par excès d'alimentation. Trentième jour guérison.

Nous aurions voulu analyser les 80 cas observés par Wunderlich, publiés dans *Archiv. der Heil Kund-Leipzig* 1862, il nous a été impossible de nous procurer ce document.

Lœdierich public également les résultats obtenus à la clinique de Strasbourg. Les observations qui vont suivre, intéressantes, au point de vue de l'influence de la digitale sur le pouls et la température, et également sur les troubles digestifs qu'elle peut produire, ont été empruntées à sa thèse inaugurale.

OBSERVATION I

Fièvre typhoïde grave. Guérison.

Jours	Rémission		Exacerbation		Observations
	Pouls	Temp.	Pouls	Temp.	
VII	90	39.8	124	41.2	Digitale 1 gramme.
VIII	—	—	72	36.6	Digitale 1 gr. Vomissements pendant la nuit.
IX	Petit, lent	peau froide	70	40.0	Thé au rhum 300 gr. Rhum 30 gr.
X	60	39.8	72	39.6	
XI	96	37.0	100	37.3	Hyperesthésie des membres inférieurs. Douleur à la pression sur les apophyses épineuses.
XII	—	—	104	36.3	
XIII	48	36.5	48	36.3	Un peu de prostration.
XIV	—	—	52	37.9	Amélioration.
XV	—	—	48	—	
XVI	—	—	48	37.0	
XVII	Normal	—	42	36.6	Convalescence.

Marie, 18 ans. A son entrée, grande prostration, céphalalgie, vertiges, langue sèche, pas de symptômes intestinaux bien marqués. Toux sèche sans expectoration. On donne 1 gramme de digitale. La température tombe de 41°,2 à 36°,6 ; le pouls de 124 à 72. Le lendemain la température remonte à 40°. Prostration, stupeur, céphalalgie, vertiges.

Le 14° jour, amélioration.

Observation II

Fièvre typhoïde grave, vomissements persistants, guérison.

Jours	Rémission		Exacerbation		Observations
	Pouls	Temp.	Pouls	Temp.	
X	80	—	104	39.4	
XI	96	38	104	40.8	
XII	96	39.5	101	40.7	
XIII	92	40.2	100	40.4	
XIV	108	39.2	108	40.8	
XV	100	39.4	108	41.2	Digitale 1 gramme.
XVI	84	38	100	40.7	Digitale 1 gramme, vomissements après la deuxième cuillerée; on supprime le médicament.
XVII	76	37.4	88	39.2	Achève la 2e portion ; vomissement, on supprime définitivement la digitale.
XVII	72	38.2	92	40.4	
XIX	72	39	80	40.2	Amélioration notable de l'état général.
XX	—	39	70	—	
XXI	60	38	72	38.4	
XXII	64	37.8	72	40.6	
XXIII	62	39	80	40.4	
XXIV	84	38.6	84	38.2	

B..., 19 ans ; malade de dix jours, céphalalgie, prostration des forces ; bourdonnements d'oreilles, vertiges, épistaxis, insomnie, diarrhée. Le malade reste quelques jours dans cet état. La prostration augmente. Symptômes thoraciques. On donne la digitale, vomissements qui obligent à suspendre la médication.

Cette observation montre un de ces cas dans lequel l'estomac est rebelle au médicament.

OBSERVATION III

Dothiénentério grave : bronchite intense. Guérison.

Jours	Rémission		Exacerbation		Observations
	Pouls	Temp.	Pouls	Temp.	
VI	—	—	104	41	
VII	104	40.6	108	41	
VIII	100	40.2	116	41.6	Digitale, 1 gr.
IX	108	40.2	108	40.2	Digitale, 1 gr.
X	104	39.6	—	—	Digitale, 1 gr.
XI	60	39	62	39.6	Bronchite; kermès, 0,10.
XII	64	40	84	40.8	Bronchité, point de côté, ventouses.
XIII	92	38.6	84	38.6	Kermès, 0,15.
XIV	92	38.4	72	39.4	Kermès, 0,15.
XV	92	38.6	64	40	
XVI	100	40.6	—	—	Digitale, 0,75.
XVII	74	39.4	—	—	Digitale. 0,75.
XVIII	62	38.4	—	—	La bronchite commence à diminuér.
XIX	57	37.5	—	—	Apyrexie.
XX	57	37.6	—	—	La bronchite disparaît.
XXI	58	37.6	—	—	L'appétit revient.
XXII	60	39.2	—	—	
XXIII	60	38	—	—	
XXIV	64	40	—	—	
XXV	68	39.4	—	—	Digitale, 0,50.
XXVI	60	37.5	—	—	Convalescence.

M..., 18 ans. Ce cas montre :

1° L'action de la digitale qui abat la fièvre chaque fois qu'on l'a employée.

2° La fièvre abattue peut se relever sous l'influence d'une bronchite.

3° Dans la deuxième administration du médicament en même temps que la fièvre tombe la bronchite diminue.

4° Le malade est d'autant plus sensible au médicament, qu'il a été employé plus souvent, les doses doivent être de plus en plus faibles.

OBSERVATION IV.

Cas grave ; vomissements ; guérison rapide.

Jours	Rémission		Exacerbation		Observations
	Pouls	Temp.	Pouls	Temp.	
IV	—	—	100	40.4	
V	90	39	100	41	
VI	92	39	100	40	Digitale 1 gr.
VII	80	38.5	92	39.2	Digitale, 1 gr.
VIII	92	38.4	84	39.4	Fin de la 2ᵉ potion, vomissements.
IX	76	37.8	92	39	Un peu d'assoupissement, apyrexie; le malade est tranquille et a de l'appétit.
X	72	37.2	88	37	
XI	92	36.8	92	37.0	
XII	72	36.8	96	39.4	
XIII	62	38.1	98	40.8	Le soir, frisson, suivi de chaleur.
XIV	84	39	92	40	
XV	92	37.8	96	38	Convalescence définitive.
XVI	96	38	108.	39	
XVII	68	38	—	—	
XVIII	80	38	80	38.2	

Madeleine, 15 ans, malade de quatre jours. Céphalalgie, bourdonnement d'oreilles, vertiges, prostration ; pas des symptômes thoraciques. On ne donne la digitale que trois jours après lorsque la température devenait menaçante 41°. Dès le premier jour diminution de la chaleur ; elle est normale le cinquième jour du traitement, dixième de la maladie.

Observation V.

Dothiénenterie de moyenne intensité. Vomissements. Amélioration rapide.

Jours	Rémission		Exacerbation		Observations
	Pouls	Temp.	Pouls	Temp.	
V	—	—	101	39.4	
VI	101	39.0	112	40.0	
VII	96	38.0	84	40.0	Digitale 1 gr. Prostration.
VIII	100	39.2	80	38.8	Digitale 1 gr. Le malade vomit. On suspend le médicament.
IX	64	38.1	60	38.8	Calme. Moins de prostration.
X	76	37.6	60	38.8	Anorexie.
XI	68	37.2	68	37.6	
XII	88	37.0	56	37.8	Appétit.
XIII	68	36.8	84	37.2	Amélioration.
XIV	52	37.2	50	37.6	
XV	60	36.6	56	37.6	Convalescence.
XVI	00	37.0	72	38.0	

Eug. B..., 22 ans. Prostration, céphalalgie et signes abdominaux habituels. Rien dans la poitrine. Comme au bout de deux jours la température augmente, on donne 1 gramme de digitale. Le lendemain soir, chute de la température; de 40° elle tombe à 38°,8. Elle est normale à partir du 11e jour.

OBSERVATION VI.

Fièvre typhoïde ; moyenne intensité ; vomissements.

Jours	Rémission		Exacerbation		Observations
	Pouls	Temp.	Pouls	Temp.	
VI	100	40.2	92	40.5	
VII	96	—	136	40.4	Digitale, 1 gr. le matin, 1 gr. le soir.
VIII	112	39	104	39	Deuxième moitié de la 2ᵉ potion, vomissements, on supprime la digitale.
IX	92	38	88	39.2	
X	72	38	60	38.6	
XI	50	36.8	54	37.2	
XII	52	37.7	50	37.4	Apyrexie complète.
XIII	50	37.6	48	37.5	
XIV	48	37.4	52	37.6	
XV	52	37.6	48	37	
XVI	54	37.2	100	40	
XVII	60	37.5	70	37.8	

B..., 17 ans, céphalalgie, prostration, vertiges ; à son entrée, stupeur, délire bruyant, le malade se lève et court dans la salle. On prescrit 1 gramme de digitale. Le lendemain chute de la température. Le onzième jour plus de fièvre. Les symptômes nerveux ont diminué le deuxième jour de son administration. Apyrexie menée en quatre jours. Le seizième jour de la maladie élévation thermique, par excès de nourriture très probablement.

Lœdierich termine son travail en formulant les conclusions suivantes :

1° La fièvre est un élément des plus importants dans les maladies.

2° La digitale abat toujours la fièvre en ramenant le pouls et la température au chiffre normal.

3° Sous l'influence du médicament les phénomènes nerveux tombent avec la température.

4° Cette action de la digitale sur la fièvre est tellement constante que l'on peut dire que ce médicament est le spécifique de la fièvre symptomatique, comme le sulfate de quinine est le spécifique de la fièvre intermittente.

CHAPITRE IV

L'emploi de ce médicament est de date récente, Kalbe et Buss furent les premiers à l'employer en 1874.

Furbringer expérimente en 1875 l'acide salicylique sur des lapins qu'il rendait artificiellement fiévreux ; Riess, Goltdammer, Schrœder, en Allemagne ; Garcin, Jaccoud, G. Sée, et tout récemment Vulpian en France, font des expériences cliniques sur le nouveau médicament comme antipyrétique dans la fièvre typhoïde.

Buss traita pour la première fois les fièvres continues par l'acide salicylique ; ses expériences furent faites, tout d'abord sur l'homme sain, il constata les effets physiologiques du médicament, dégoût pour l'avaler, congestion céphalique et bourdonnements d'oreilles, mais la température ne fut nullement influencée.

Il pratiqua ensuite ses recherches sur des malades hypothermiques, et il observa une chute de la température bien accusée et accompagnée presque toujours de sueurs abondantes. Les malades avaient supporté des doses bien plus élevées que les sujets bien portants. Le pouls diminua de fréquence, et il observa des vomissements. Quant à l'effet du médicament, il avait persisté douze heures, et le plus grand abaissement thermique s'était produit cinq heures après son administration. La dose employée était donnée en une ou deux fois, les doses fractionnées produisaient, d'après Buss, des effets beaucoup moins marqués.

Il conclut en disant que le salicylate administré à dose double du sulfate de quinine, a la même action antipyrétique. Riess constate dans ses expériences une diminution de huit à neuf dixièmes de degré, chez l'homme sain, mais employé sur les malades, les effets anti-thermiques étaient très appréciables. Le médicament, d'après lui, et contrairement à Buss, n'aurait aucune influence sur le pouls. Sa statistique porte sur 260 malades de fièvre typhoïde, il donna l'acide salicylique à la dose de cinq grammes ; la température descendait en quelques heures au chiffre physiologique et cette rémission dura, dans la majorité des cas, vingt-quatre heures.

Dans les cas qui résistaient à l'action du médicament, il employait en même temps les bains froids, tout en administrant l'acide salicylique.

La mortalité dans ces 260 cas est de 63, qui fait 24 pour 100, chiffre très élevé, mais qui est en rapport avec la gravité exceptionnelle de cette épidémie. La durée de la maladie était en moyenne de treize jours, surtout quand on pouvait établir la médication dès le début. D'après l'auteur, une dose de 5 grammes d'acide aurait produit des effets beaucoup plus constants qu'un gramme de sulfate de quinine, ces doses données quotidiennement : il abaisserait, donc, la fièvre, et abrégerait la maladie.

Goltdammer a traité 56 cas de fièvre continue par l'acide salicylique et le salicylate de soude, à la dose de 5 grammes.

La défervescence était plus marquée dans les stades avancés, au troisième et quatrième septenaire.

Les effets étaient peu durables ; il conclut que ce médicament exerce une action antipyrétique des plus évidentes, mais qu'il n'a aucune influence sur la durée de la maladie.

Les résultats obtenus par Wolffberg ne sont pas favorables à la nouvelle médication. Il conclut au contraire de Buss, et dit que l'action antipyrétique est moitié moindre que celle du sulfate de quinine.

Il en est de même avec Schrœder. Son relevé porte sur 160 malades observés depuis septembre 1875 jusqu'en mars 1876, et traités par l'acide salicylique et le salicylate de soude. D'après ses résultats, il préfère volontiers employer les bains, et même l'expectation.

Enfin Fischer a expérimenté le nouveau médicament, combiné avec les bains froids, sur 52 fiévreux ; il a eu de bons résultats, qu'on pourrait cependant attribuer à l'influence de l'eau.

En France, en 1876, M. Garcin, de Marseille, emploie l'acide salicylique, sur 12 typhiques : la dose qu'il administra était très peu élevée, 0,50 centigr. à 1 gramme ; sur ce nombre des malades il eut 2 insuccès.

Jaccoud fait en 1877 des expériences sur ce médicament, dans 20 cas de dothiénentérie, 2 fois la rémission ne se produit pas.

Il conclut que l'acide abaisse la température et le pouls, et il considère comme une contre-indication, la débilité cardiaque. G. Sée employa également le médicament sur 12 typhiques. D'après ses observations, il n'a obtenu aucun effet antipyrétique.

Dans la séance de l'Académie de médecine du 22 août 1882 Vulpian fait connaître les résultats qu'il a obtenus par la médication salicylée dans le traitement de la fièvre typhoïde.

Il a fait des expériences avec le salicylate de bismuth, comme agent antiseptique, les résultats de ces premiers essais n'ont pas été très marqués, il a cependant observé un abaissement de la température appréciable, et en même temps une amélioration dans l'état général des malades. Ces effets étaient, dans la plupart des cas, précédés de sueurs abondantes. Le plus souvent cette amélioration n'a pas été durable, et chez certains malades il s'est produit des hémorrhagies. La dose était de 12 grammes ; des doses moins élevées ne produisaient pas des effets bien sensibles.

Il fait également des essais avec le phénate de soude, qu'il administre sous forme de pilules contenant chacune 15 centigrammes de sel. Il a pu administrer jusqu'à 2 grammes par jour, chez quelques-uns de ses malades. Dans les cas légers, il a observé un abaissement thermique notable : mais dans les formes graves, l'influence sur la température a été à peine appréciable.

Il a employé l'acide borique à la dose de douze à seize grammes par jour. Chez un des malades il y a des vomissements à la dose de seize grammes ; la dose de douze grammes a été bien supportée. Un de ses malades a été soumis à cette dose pendant vingt-quatre jours.

C'était un cas léger. On constata au début un abaissement progressif de la température du neuvième jour de la maladie, 39°,6 jour de l'entrée, jusqu'au vingtième, 36°,2. A partir de ce jour la température se releva graduellement jusqu'à atteindre 40°,8 le trentième jour. On supprima le médicament le trente-cinquième jour, 38°. L'état du malade était assez grave dans les jours suivants.

D'après ses observations, il considère l'acide borique comme un bien faible moyen de traitement de la fièvre typhoïde.

L'acide salicylique fut employé d'abord sous forme d'un mélange d'un tiers de phosphate de chaux et de deux tiers d'acide; plus tard, il remplaça le phosphate par du sucre de lait, enfin il donna l'acide salicylique pur.

D'après les expériences de l'auteur, l'acide ainsi administré est beaucoup plus actif, que quand on l'associe soit avec le phosphate de chaux, soit avec le sucre de lait. La dose employée était de 6 grammes le premier jour, et de 7 grammes les jours suivants.

Chez les malades ainsi traités il n'a observé aucun accident grave qui aurait pu être attribué à la médication, il y eut cependant quelquefois, de l'agitation et de subdelirium, qui disparaissaient quand on interrompait le traitement pendant un jour ou deux.

On a observé chez presque tous les malades, un abaissement considérable de la température, 2 à 3° en 48 ou 72 heures, cette chute de la chaleur était accompagnée de l'amélioration dans l'état général. La température descendait pendant la convalescence, si la médication n'était pas suspendue, jusqu'à 35°.

L'acide était administré sous forme de poudre dans du pain azyme et à la dose de 25 à 30 centigrammes, de demi-heure en demi-heure.

L'influence sur la température et sur l'état général

n'était pas aussi marquée dans les cas graves quoique encore assez sensible.

L'auteur signale l'albuminurie que le médicament aurait provoquée ; mais cette influence sur les reins est, d'après lui à démontrer, car il aurait bien souvent observé l'albuminurie du début disparaître aussitôt le traitement par l'acide établi.

L'acide salicylique n'a pas abrégé la maladie dans les cas traités par Vulpian, il n'aurait pas non plus diminue le nombre des cas terminés par la mort. Mais ce qu'il affirme c'est qu'aucune autre médication n'a produit aussi constamment un abaissement si marqué de la température et un amendement aussi notable de l'état général ; le médicament a produit ses effets d'une façon presque continue, il n'aurait pas été de même avec les autres médications. Il a comparé ces malades par l'acide salicylique, à d'autres traités par le sulfate de quinine, à la dose de un gramme à deux ; à d'autres par l'acide borique, à la dose de 12 grammes ; par le phénate de soude, 2 grammes ; par les laxatifs, l'extrait de quinquiua, les lotions fraîches.

Chez quelques-uns de ces malades, lorsque l'effet du traitement employé était peu appréciable ou nul, on modifia la médication et on prescrivit l'acide salicylique. Dès la deuxième dose administrée, une modification se manifestait dans la température et dans l'état général.

Dans plusieurs cas, une fois l'abaissement thermique obtenu, on supprimait l'acide salicylique. La température remontait dès le jour même de cette suppression, et s'élevait en vingt-quatre heures de deux degrés. L'acide prescrit de nouveau ramenait la température en un ou deux jours au degré qu'elle avait avant la suppression du médicament. L'état général suivait les oscillations thermiques.

L'auteur conclut que l'acide salicylique, sans constituer un agent véritablement curatif de la fièvre typhoïde, prescrit à doses suffisantes, peut être considéré comme exerçant une action modératrice assez puissante, et à ce titre, il doit prendre place dans le traitement de cette maladie.

Plus tard, en novembre de la même année, M. Rabeaud publia dans sa thèse inaugurale les résultats obtenus par la médication salicylée, ses expériences ont été faites dans le service de M. Vulpian, et portent sur 32 cas, 6 traités par le salicylate de bismuth, et 26 par l'acide salicylique, c'est ces derniers que nous analyserons.

Parmi ces 26 cas, il y a 4 morts, cas très graves à forme ataxo-adynamique, avec une température au-dessus de 40°, ils sont entrés à une époque avancée de la maladie, l'un d'eux trois semaines après le début, et dans un état désespéré ; la dose administrée était de quatre à six grammes par jour.

L'autopsie ne montra aucune lésion qui aurait pu être attribuée au médicament.

Les malades guéris étaient des cas de moyenne intensité en général, avec cependant une température de quarante degrés en moyenne. L'âge était entre 16 et 39 ans ; ils sont entrés à l'hôpital entre le troisième et le douzième jour de la maladie. L'influence sur la température fut presque nulle chez deux de ces malades, dont l'un était alcoolique.

La chute thermique s'effectua en 12 heures, dans un cas, en 24 heures dans deux observations, l'un de ces malades présenta un abaissement de trois degrés ; pour les autres cas, la dégénérescence se manifesta vers le troisième jour en moyenne et au septième, comme maximum. La dose d'acide salicylique employée était 5 grammes par jour, comme moyenne, de 1 gramme comme minimum et de 7 au maximum. La durée de la maladie ne fut sensiblement modifiée. Chez un de ces malades on observa des hémorrhagies intestinales internes, qui cessèrent quand on supprima la médication.

Nous publions l'observation suivante, de la thèse de M. Rabeaud, qui montre l'action anti-thermique du médicament.

OBSERVATION VIII

C..., 18 ans, entre le 13 mai 1882; malade depuis 6 jours.

14 mai. — Stupeur, signes habituels d'une fièvre typhoïde, la rate très grosse à la percussion. On prescrit 4 grammes d'acide salicylique.

Température du matin, 38°,4. Du soir, 39°,2.

15. — Même état. La dose est portée à 5 grammes.

Température matin, 39°,6 ; soir 38°,6.

16. — Même état, on continue la même dose.

Température matin, 38°,8, soir, 39°.

17. — Sueurs abondantes, l'urine ne contient pas d'albumine.

Température matin, 37°,4 ; soir, 37°,8.

18. — Amélioration; la sueur et la salive ne présentent pas la réaction de l'acide salicylique qu'on trouve dans les urines.

Temp. matin : 38°,1 ; soir : 38°,3.

19. — Sueurs abondantes, bourdonnements d'oreilles. Pas d'albumine; l'amélioration continue.

Temp. matin : 38° ; soir : 38°,5.

20. — Le malade a la peau fraîche. Les taches lenticulaires persistent. Constipation. On prescrit un lavement.

Temp. matin : 37°,7 ; soir : 37°,7.

21. — Sueurs abondantes.

Temp. matin : 37°,6 ; soir : 37°,4.

22. — Bourdonnements d'oreilles. Léger subdélire.

Temp. matin : 37°,2 ; soir : 37°,4.

23. — Éruption sudorale. Délire, agitation toute la nuit. Ce matin le malade est calme.

Temp. matin : 37°,8 ; soir : 38°,2.

24. — Le malade très agité hier toute la journée, n'a pris qu'une dose de 0,50 centigrammes d'acide. Quelques bourdonnements d'oreilles. On supprime le médicament.

Temp. matin : 37°,6 ; soir : 37°.

28. — Défervescence définitive, au vingtième jour de la maladie.

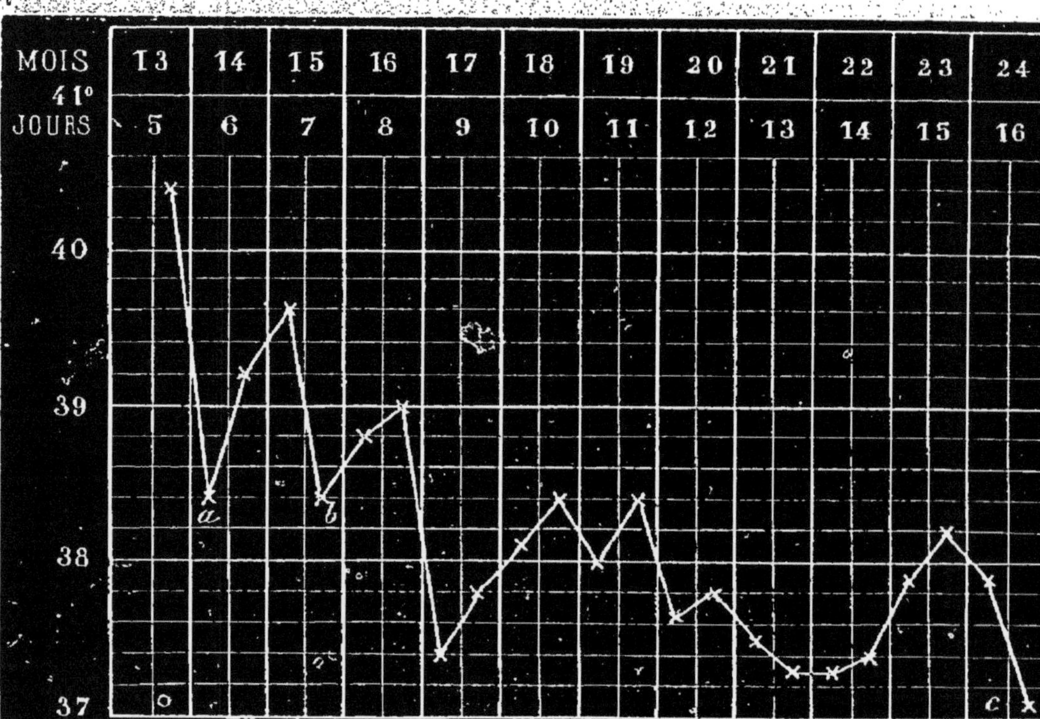

a. — 4 grammes d'acide salicylique.

b. — 5 grammes d'acide.

c. — Suppression de l'acide.

Dans cette observation on voit la température qui le soir de l'entrée est de 40°,4 tomber en quatre jours à 37°,4 ; depuis ce moment jusqu'au jour de la déferves-cence définitive elle oscille sur 38° sans dépasser 38°,4. Du troisième jour du traitement le malade accusait un bien-être marqué.

M. Rabeau conclut :

1° L'acide salycilique paraît exercer sur la température une action plus vive, plus durable que les autres moyens antipyrétiques ;

2° D'ordinaire elle tombe en vingt-quatre ou trente-six heures à 37° ou même plus.

3° La dégénérescence s'accompagne d'un amendement dans les autres symptômes ;

4° Il n'exerce aucune influence appréciable sur le pouls ;

5° Il n'a aucune influence sur la durée de la maladie, ne prévient pas les complications et n'évite pas les re-chutes ;

6° Il peut quelquefois exalter la tendance aux hémor-rhagies, aux épistaxis surtout ;

7° Il faut donner le médicament à la dose de 5 à 7 grammes, par prises de 0,50 centigrammes d'heure en heure ; on doit diminuer la dose lorsque la température est revenue à la normale ;

8° L'explication de son action antipyrétique est celle qui se rattache à une influence paralysante exercée sur la subs-tance cérébrale.

CONCLUSIONS

D'après les résultats obtenus par les différents expérimentateurs, et que nous venons d'étudier ; d'après les résultats que nous avons observés pendant notre externat, nous concluons :

1° Toute médication absolue et unique, dans une maladie aussi variable dans sa force et dans sa marche, comme celle qui nous occupe, enregistera des insuccès et sera même nuisible ; chaque méthode aura donc ses indications et contre-indications, et ne devra pas être appliquée à tous les cas sans distinction.

2° Dans les formes dites ataxiques, avec troubles nerveux intenses, avec forte élévation thermique, nous donnerons la préférence au traitement par les bains froids ; il en sera de même pour les formes adynamiques, où on aura recours en même temps à une alimentation appropriée ; en surveillant attentivement les phénomènes thoraciques, pour suspendre la médication s'ils prenaient une certaine intensité.

3° Dans les cas où la seule gravité est constituée par l'hyperthermie, nous emploierons volontiers le sulfate de quinine, à la dose d'un gramme à un gramme cinquante.

4° Dans les cas légers, dont la température ne dépasse pas 38°,5 à 39°, nous croyons qu'un traitement hygiénique, approprié à l'état individuel, sera aussi utile que toute médication, sans présenter ses inconvénients.

BIBLIOGRAPHIE

Brocn. — Sulfate quinine. Mémoire, 1810.

Brand. — Die hydrotherapie typhus. Stettin, 1861.

Benois. — Thèse Paris, 1877.

Buss. — In Deutsches archiv. klinique, 1875.

Boucher de Ville Jossy. — Sulfate de quinine. Thèse Paris, 1846.

Briquet. — Sulfate quinine. Bullet. thérapeutique, 1872.

Blache et **Briquet.** — Du sulfate quinine dans la fièvre ty-phoïde. Union méd., 1853.

Béhier. — Bains froids. Bullet. thérap., 1871.

Capedevielle. — Digitale. Thèse Paris, 1861.

Coblenz. — Digitale. Thèse Strasbourg, 1862.

Champeau. — Sulfate de quinine. Thèse Paris, 1846.

Florentin. — Sulfate quinine. Abeill. médic., 1857.

Fournié. — Eau froide. Thèse Paris, 1872.

Ferrand. — Des réfrigérants. Union médic., 1871.

Glenard. — Sur la méthode de Brand. Lyon méd., 1873.

Guipon. — Sulfate quinine. Thèse Paris, 1851, et Revue médico-chirurg., 1852.

Garcin. — Salicylique (acide). Journal thérap., 1876.

Hirtz. — Traitement par la digitale. Bullet. thérap., 1862.

Hankel. — Digitale. Gaz. hebd., 1869.

Heisé. — De herb. digitalis in morbis febretibus. Berlin, 1852.

Jacquez. — Réfrigérants. Archiv. de médecine, 1847.

Lœdierieh. — Digitale dans la fièvre typhoïde. Thèse Strasbourg, 1865.

Lauvergne. — Sulfate quinine. Union méd., 1853.

Leclerc. — Sur la méthode de Worms. Abeill. méd., 1856.

Linarès. — Eau froide. Thèse Paris, 1871.

Mazade. — Traitement de la fièvre typhoïde par le sulf. de quinine. Bullet. thérap., 1864.

Mayet et **Weil.** — Bains froids. Gaz. hebdom., 1874.

Marduel. — Bains froids. Lyon médic., 1874.

Paulier. — Digitale. Thèse Paris, 1860.

Pereira. — Sulfate quinine. Thèse Paris, 1842.

Pechaud. — Bains froids. Rec. mém. méd. militaire, 1874.

Rondet et **Grabinski.** — Bains froids. Lyon méd. 1874.

Rilliet et **Barthez.** — Sulf. quinine. Archiv. méd., 1841.

Rabeaud. — De la médication salicylée. Thèse Paris, novembre 1882.

Riess. — Médication salicylique. In Berl. Klini. Wochensch. 1875.

Schroëder. — Acide salicylique. In Deutsches. Archiv. fur Klini. 1876.

Saint-Laurent. — Sulfate quinine dans la fièvre typh. Archiv. gén. médecine. 1842.

Samuel. — Réfrigérants. Thèse Montpellier, 1871.

Sée. — Acide salicylique. Bullet. académ., 1877.

Traube. — Digitale. Annales Charité, Berlin, tome II, p. 56 et Abeill. méd., 1851.

Vulpian. — De l'acide salicylique. Bull. académie, 1882.

Wunderlich. — Digitale. Archiv. der Heilkund., 1862. In Archiv. médecine, septembre, 1862.

Wolffberg. — Acide salicylique. Deutsches. Archiv. Klein, 1875.

— Acide salicylique. Revue de thérapeutique, Hayem.

———

Imp. A. DERENNE, Mayenne. — Paris, boulevard Saint-Michel, 52.

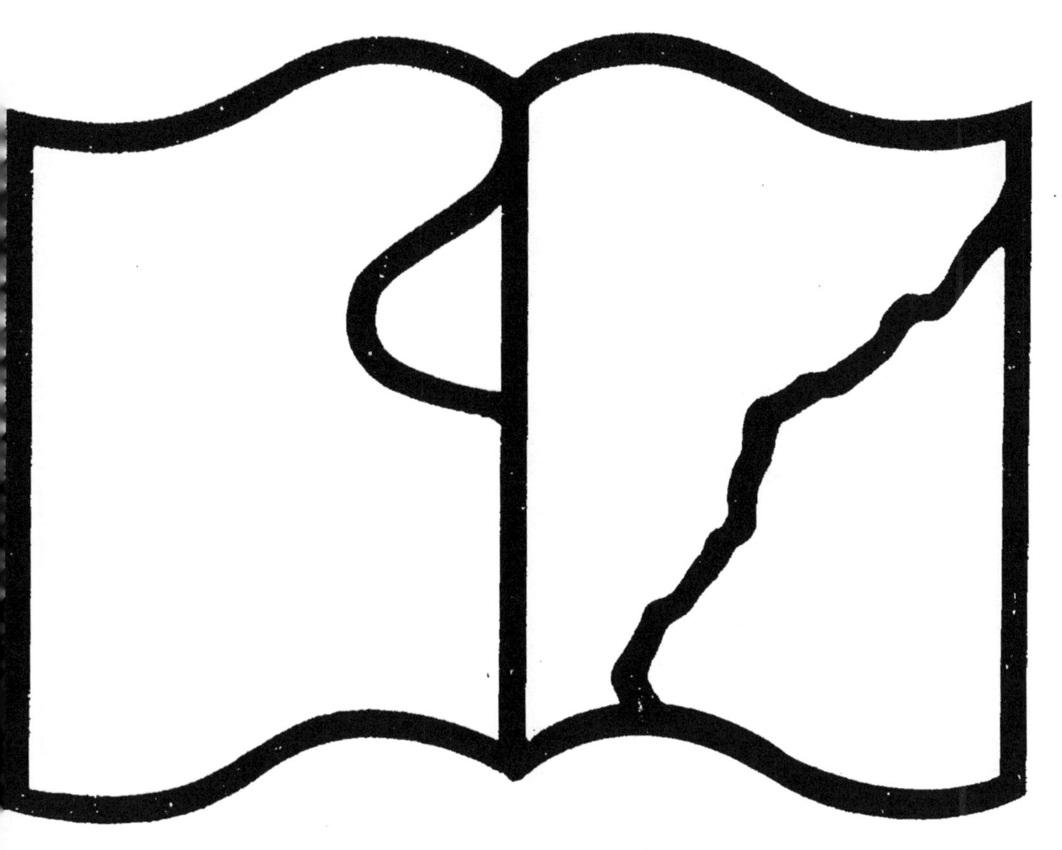

Texte détérioré — reliure défectueuse

NF Z 43-120-11

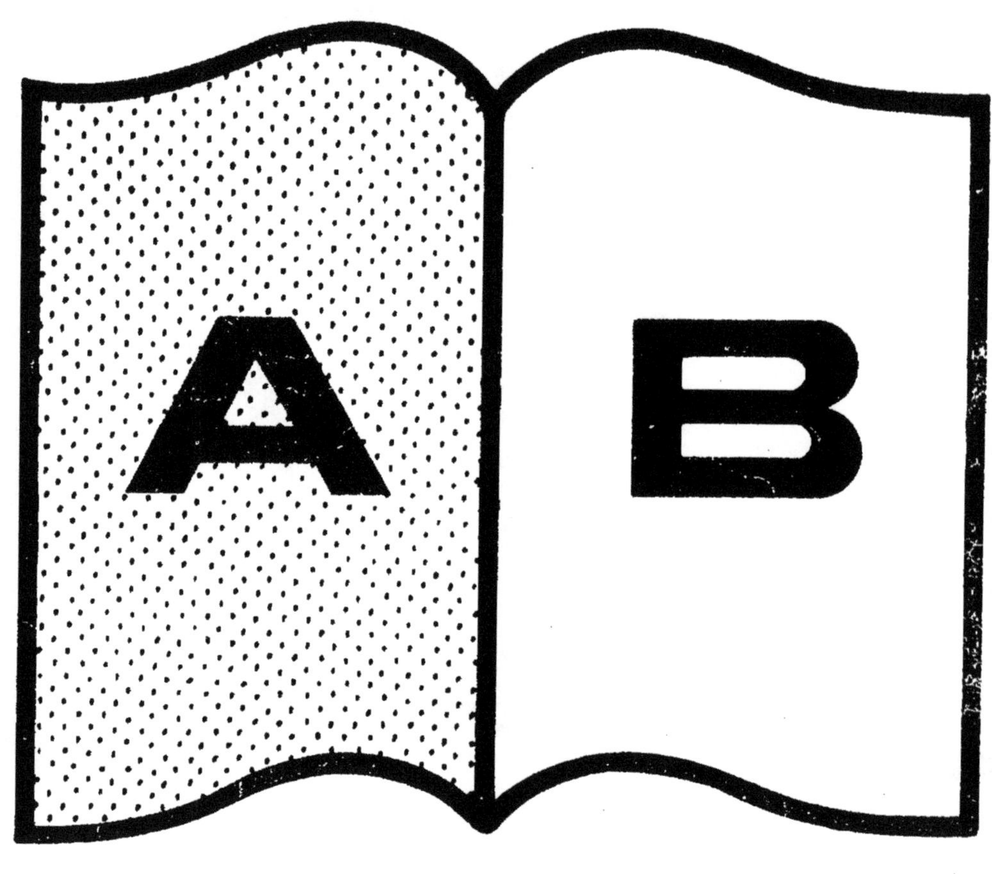

Contraste insuffisant

NF Z 43-120-14

www.ingramcontent.com/pod-product-compliance
Ingram Content Group UK Ltd.
Pitfield, Milton Keynes, MK11 3LW, UK
UKHW022313120726
13694UKWH00004B/1412